VARIOLE - VACCINE

LECTURE

faite à la Société Médico-Chirurgicale, dans sa séance du 22 avril 1870,
à l'occasion de la discussion sur la vaccine animale;

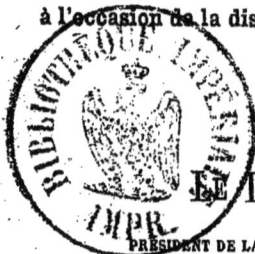

PAR

LE Dr LEVIEUX

PRÉSIDENT DE LA SOCIÉTÉ MÉDICO-CHIRURGICALE,
VICE-PRÉSIDENT DU CONSEIL CENTRAL D'HYGIÈNE PUBLIQUE ET DE SALUBRITÉ
DE LA GIRONDE, MÉDECIN HONORAIRE DES HÔPITAUX,
CHEVALIER DE LA LÉGION-D'HONNEUR.

> Il faut chercher à penser et à parler juste,
> sans vouloir ramener les autres à nos goûts
> et à nos sentiments.... C'est une trop grande
> entreprise! (LA BRUYÈRE.)

BORDEAUX

IMPRIMERIE G. GOUNOUILHOU

11, RUE GUIRAUDE, 11

1870

VARIOLE — VACCINE

LECTURE FAITE A LA SOCIÉTÉ MÉDICO-CHIRURGICALE

dans sa séance du 22 avril 1870,

A L'OCCASION DE LA DISCUSSION SUR LA VACCINE ANIMALE.

> Il faut chercher à penser et à parler juste,
> sans vouloir ramener les autres à nos goûts
> et à nos sentiments.... C'est une trop grande
> entreprise!   (LA BRUYÈRE.)

MESSIEURS,

J'ai pris une part trop grande, d'abord comme secrétaire général, plus tard comme vice-président du Conseil central d'hygiène publique et de salubrité de la Gironde, à tout ce qui s'est fait à Bordeaux depuis vingt ans en matière de vaccine, pour garder le silence à l'heure où se déroule à votre barre l'un des procès les plus sérieux qui ait jamais été intenté à la grande découverte de Jenner.

Ce que j'ai à vous dire aurait pu, aurait dû peut-être faire l'objet d'une causerie familière... Je l'aurais bien préféré, pour ma part; et c'est dans ce but que j'avais pris la parole, à l'occasion du procès-verbal de la dernière séance, lorsque le renvoi de la cause à quinzaine, pour complément d'instruction, fut demandé par quelques-uns de nos honorables collègues.

Depuis lors, j'ai réfléchi qu'en général la tolérance n'est pas précisément la vertu des hommes de mouvement et de progrès.

La plupart des novateurs, en effet, poursuivent leur idéal avec une telle impatience, qu'ils s'indignent contre tout ce qu'ils croient être un obstacle à sa réalisation..., et la simple expression d'un regret ou d'un souvenir reconnaissant accordé au passé suffirait presque pour vous transformer, à leurs yeux, en un de ces anachronismes vivants qui aurait pour triste destinée d'enrayer leurs aspirations vers la vérité.

J'ai donc cru plus sage de ne pas me livrer aux éventualités d'une improvisation, dont la forme plus ou moins vive, sans jamais cesser pourtant d'être convenable, aurait pu nuire au calme et à la réserve que commande la grave question qui s'agite aujourd'hui au sein de notre Société.

L'épidémie variolique que nous traversons, et qui sévit en même temps dans plusieurs autres grandes villes, mais surtout à Paris, est la quatrième qu'il m'a été donné d'observer dans le département de la Gironde.

La première, celle de 1847, eut pour point de départ l'hôpital Saint-André, et se renferma, pour ainsi dire, dans certains quartiers de la ville de Bordeaux. Elle se divise en deux périodes : l'une, du 8 juillet au 31 août, pendant lesquelles 24 décès dans les paroisses Saint-Michel et Saint-Pierre; l'autre, du 15 septembre au 1er novembre, 38 décès dans les paroisses Sainte-Croix et Saint-Seurin; en tout : 62 décès pour la ville, plus 35 à l'hôpital; ce qui porte le chiffre total à 97.

Le Compte rendu que je fus chargé de présenter à M. le Préfet de la Gironde par l'ancien Conseil de salubrité, dont j'étais alors membre suppléant, se termine par les conclusions suivantes, qu'il n'est pas sans intérêt, Messieurs, de placer sous vos yeux :

1° Grâce à la vaccine, la variole légitime a sévi sur un beaucoup moins grand nombre d'individus que la varioloïde, qui en est le diminutif.

2° Dans le nombre de ceux qui ont été frappés, il y en a tout au plus un dixième chez lesquels on a découvert des traces de vaccination.

3° La maladie a revêtu des formes d'autant plus graves et pernicieuses, qu'elle sévissait sur des individus non vaccinés.

4° Par opposition à la varioloïde, dont tous les accidents graves ont été observés au début, ceux de la variole se sont montrés le plus ordinairement vers la fin du premier septenaire.

5° La variole dite *variole pourprée* s'est montrée assez fréquemment pendant la durée de l'épidémie; elle a presque toujours été mortelle.

6° Les phlegmasies gastro-intestinale et cérébrale franches ont été assez rarement observées comme complication de la variole; mais, en revanche, les formes dysentérique insidieuse, ataxo-adynamique, typhoïde, se sont manifestées dans un très grand nombre de cas pendant la période suppurative.

7° Les bienfaits de la vaccine sont affirmés par la minime proportion des vaccinés atteints.

8° Si le virus jennérien paraît être moins préservateur qu'autrefois, c'est parce qu'il n'est pas suffisamment répandu dans toutes les classes de la société.

9° Le Conseil croit devoir émettre le vœu que des mesures sérieuses soient prises pour généraliser la vaccine, et pour que les hommes de science et de dévouement qui contribuent à sa propagation trouvent des encouragements dignes d'eux et des services qu'ils rendent à la société.

Ce vœu était formulé au mois d'août 1848, et le 10 juillet 1849, immédiatement après la promulgation du décret qui transformait les anciens Conseils de salubrité en Conseils d'hygiène publique, en leur donnant des attributions plus

étendues, M. le Préfet nous adressait les deux questions suivantes :

1° Quels sont les moyens les plus efficaces pour ramener
les esprits à la confiance que doit inspirer la vaccine?

2° Quels seraient la nature et le mode des récompenses à
accorder pour en favoriser la propagation?

C'est vous dire, Messieurs, et vous le savez de reste, que
dès cette époque la vaccine avait eu déjà ses détracteurs.

« La mort, sous des noms inconnus au xviiie siècle, avait
» dit M. Carnot, prélève aujourd'hui sur la jeunesse le tribut
» que la petite vérole imposait autrefois à l'enfance (¹). »

Espèce d'aphorisme dont il semblait résulter que la vaccine, loin d'être un préservatif utile à l'enfance, n'était qu'un
présent funeste fait à l'humanité pour conserver des victimes
destinées à être immolées pendant l'adolescence ou l'âge
adulte.

Et mon prédécesseur au secrétariat du Conseil d'hygiène,
l'un des grands prêtres de l'homœopathie à Bordeaux, le
Dr Marchand, comme s'il eût pressenti la syphilis vaccinale, disait à la même époque, dans un de ses rapports
officiels : « Le virus vaccin, tel du moins que celui dont on
» se sert actuellement, a perdu sa force préservatrice ; il est
» devenu plus nuisible qu'utile, à cause de toutes les affec-
» tions héréditaires dont il peut être la source. »

Il ne fallait rien moins qu'une foi robuste, vous en con-
viendrez, Messieurs, pour lutter avec quelque espoir de succès, contre des griefs aussi nettement formulés, et s'adaptant
surtout d'une manière aussi complète, avec des préjugés qui
depuis longtemps déjà, nuisaient à la vulgarisation de la
vaccine.

Nous nous mîmes à l'œuvre résolûment, et sur notre

(¹) *Essai sur la mortalité.*

demande le Conseil général, dans sa séance du 11 septembre 1849, votait une somme de 3,000 francs pour être distribuée sous forme de prix en argent et de médailles d'honneur, à tous ceux qui par leur influence morale, leurs écrits, leur dévouement et leur zèle, auraient contribué à la propagation de la vaccine.

D'autre part une somme de 600 francs était allouée pour la création d'un médecin vaccinateur, ayant pour mission de vacciner gratuitement chaque semaine dans un local spécialement désigné, et d'entretenir d'une manière permanente une ample provision de virus vaccin.

3,485 vaccinations entre 29 candidats furent la conséquence de l'application de ces mesures pour la première année; et dès la troisième, 50 médecins ou sages-femmes présentaient au concours un total de près de 7,000 vaccinations ou revaccinations avec indication des résultats obtenus. Quant au médecin vaccinateur, la distribution qu'il a faite jusqu'à ce jour de 2,133 tubes ou plaques de vaccin à des médecins ou à des sages-femmes de la Gironde, et le chiffre de ses vaccinations personnelles qui s'élèvent à plus de 10,000, témoignent suffisamment du zèle et du dévouement qu'il apporte à l'accomplissement de sa mission.

Peut-être y a-t-il de nouvelles mesures à prendre, des perfectionnements à introduire dans l'organisation actuelle qui pourrait ne plus être en harmonie avec les nécessités du moment, mais il serait injuste de lui contester les services qu'elle a rendus.

C'est en 1853 qu'a lieu la seconde épidémie variolique.

Au mois d'août, un jeune homme non vacciné, de la commune d'Avensan, se rend à l'hôpital Saint-André de Bordeaux, pour s'y faire opérer d'un polype des fosses nasales. Il en rapporte une variole qui se déclare le lendemain de son arrivée, et dont il meurt du douzième au quinzième jour.

Sa mère non vaccinée, lui donne des soins, contracte la variole et meurt vers la fin de septembre. Au mois d'octobre, un autre fils également non vacciné, vient vendanger à Castelnau; pris subitement de la variole, il est soigné sur les lieux. Sa maladie dure 25 à 30 jours, après lesquels il rentre guéri dans sa commune. Le maître chez lequel il vendangeait, s'empresse de faire laver les couches du malade, mais une couverture de laine est malheureusement oubliée, et sert deux mois après à une domestique, qui prise à son tour de la variole la plus confluente, se retire à Listrac, pour y recevoir les soins de sa famille. Des habitants de la commune de Carcans viennent déposer leurs échasses dans la maison qu'elle habite, ils y contractent la maladie, qui de Carcans se déclare à Hourteins, arrondissement de Lesparre; enfin, c'est de là qu'un emballeur de laine la rapporte à Castelnau, commune de 1,300 âmes environ, où dans l'espace de deux mois et demi, on compta 136 cas de varioles graves, chez des individus non vaccinés, 188 cas de varioloïdes plus ou moins bénignes sur des sujets vaccinés, et 8 cas de varicelle. Total, 332 malades, sur lesquels 4 morts *non vaccinés.*

C'est à cette occasion, Messieurs, qu'en l'absence de M. le docteur Henri Gintrac, médecin des épidémies, je reçus de M. le préfet la mission de me rendre à Castelnau, et de lui faire un rapport dans le plus bref délai possible.

La première de mes conclusions, vous le devinez, fut la nécessité des revaccinations immédiates, que je considérais comme le seul moyen d'éteindre l'épidémie, et j'en pratiquais moi-même un grand nombre.

Mais de l'historique que je viens d'avoir l'honneur de vous soumettre, il y avait à déduire cet autre enseignement pratique, que l'hôpital de Bordeaux, qui avait été déjà la source d'épidémies varioliques sur plusieurs points du département de la Gironde, dans les arrondissements de Blaye et de Bazas en particulier, venait d'être encore le point de départ de celles de Carcans, d'Hourteins, d'Avensan et de Castelnau.

L'isolement complet des varioleux dans cet hôpital me parut tout d'abord le meilleur, j'oserais dire l'unique moyen d'éteindre pour l'avenir le principal foyer de la contagion, et de prévenir, par cela même, le retour de pareilles calamités. Mais, pour obtenir un tel résultat, il ne s'agissait pas seulement de dispositions particulières à faire prendre, de constructions plus ou moins importantes à obtenir, d'emménagements nouveaux à réclamer, il s'agissait surtout de porter atteinte, jusqu'à un certain degré, à la liberté individuelle, en imposant à chaque malade une séquestration complète, sans aucune communication possible avec ses parents ou ses amis, à dater du jour de l'admission jusqu'au jour de sortie, qui elle-même cessait d'être libre.

C'était donc une mesure très sérieuse, et j'en comprenais toute la gravité; mais, en présence des heureux résultats qu'il y avait lieu d'en attendre, et dans un but d'intérêt général, je ne crus pas devoir hésiter à en faire l'objet d'une proposition spéciale.

Le 22 octobre, M. le Préfet m'accusait réception de mon Rapport, et, à la même date, la Commission administrative des Hospices recevait la lettre suivante :

« *A Messieurs les Membres de la Commission Administrative*
des Hospices civils de Bordeaux.

» MESSIEURS,

» Une épidémie variolique règne depuis plusieurs mois à Castelnau et dans les communes environnantes,

» D'après les renseignements que j'ai recueillis, elle aurait été importée dans ces localités par des personnes sortant de l'hôpital Saint-André de Bordeaux, où elles auraient contracté cette maladie.

» Je vous prie de prendre les dispositions nécessaires pour que les varioleux de l'hôpital soient tenus à l'avenir dans l'isolement le plus complet.

» *Signé :* DE MENTQUE, *Préfet de la Gironde.* »

Ce n'est qu'au mois de janvier 1857 que l'isolement put être mis en vigueur, et je suis d'autant plus en mesure, Messieurs, de vous en faire connaître les excellents résultats, que je fus précisément attaché comme médecin à ce service spécial.

Le jour où ces salles particulières purent être livrées aux malades, c'est à dire le 11 janvier 1857, il y avait dans l'hôpital 11 varioleux qui, des divers services où ils étaient disséminés, furent immédiatement transférés dans le nouveau local.

Pendant le cours du même mois, 3 autres y sont admis venant des salles, 11 en février, 2 varioloïdes légères en mars, 1 en avril, 4 en mai, 2 en juin, 2 en juillet, 2 en août, 2 en septembre.

En octobre et novembre 1857, en janvier et février 1858, plus d'admissions.

Puis nous ne retrouvons plus que trois entrants en mars 1858, et le service des varioleux reste fermé jusqu'au mois d'avril 1862.

Total : 44 malades, dont 11 doivent être défalqués comme étant en traitement le jour de l'ouverture du service spécial.

Reste 33 admissions dans quinze mois, lorsque le chiffre des varioleux dans tout l'hôpital dépassait annuellement 170.

Si l'on considère, en outre, qu'il n'a plus été question de variole dans tout le département pendant quatre années consécutives, on sera forcé de reconnaître l'incontestable avantage de l'isolement!

Il ne m'appartient pas de juger si, dans les conditions actuelles, il est exécuté avec une sévérité suffisante, et si l'explosion variolique de 1862, si celle de 1870, n'est peut-être pas le résultat d'un certain relâchement dans la rigueur de son exécution; mais ce que je n'hésite pas à dire, c'est que, sous le rapport des constructions, il est certainement incomplet, et que c'est un isolement absolument insuffisant celui qui est pratiqué au sein même d'un grand hôpital.

Espérons qu'il viendra un jour où l'on comprendra que, dans toutes les grandes villes, il est indispensable d'avoir un asile spécial pour les maladies contagieuses, et que c'est le seul moyen de soustraire les populations à leur désastreuse influence.

A peu près à la même époque où j'étais envoyé à Castelnau, mon honorable collègue et excellent ami le Dr Henri Gintrac recevait une mission identique à la mienne pour Gujan.

Dans cette commune, de 2,600 âmes environ, une femme vaccinée fut atteinte d'une variole qu'elle avait contractée pendant un séjour prolongé auprès d'une parente atteinte de la même maladie. Cette jeune femme reçut les soins de sa mère, qui fut prise à son tour du même mal, quoique vaccinée également et âgée de cinquante-sept ans. Elles guérirent toutes deux; mais, au moment où la mère entrait en convalescence, la maladie tendait à se propager sous forme épidémique, faisant invasion dans les familles, dont elle frappait successivement ou simultanément chaque membre.

Bientôt le nombre des individus atteints par la variole dépassa 180, puis il grandit avec rapidité, et ne tarda pas à arriver au chiffre de 260; sur lesquels 10 morts *non vaccinés*.

Vous n'avez pas oublié, Messieurs, que les quatre morts de

la commune de Castelnau étaient également non vaccinés, et vous verrez certainement comme moi, dans cette circonstance extrêmement importante à signaler, une nouvelle preuve, et des plus éclatantes, du service que rend la vaccine à l'humanité.

M. le Dr Henri Gintrac fit immédiatement pratiquer des vaccinations et des revaccinations sur une large échelle. En moins de dix jours, on avait atteint le chiffre de 180 vaccinations et de 712 revaccinations : l'épidémie fut arrêtée sur-le-champ.

Les résultats de ces opérations vaccinales furent les suivants :

Parmi les 180 vaccinés pour la première fois, 171 présentèrent des pustules vraies; chez les neuf autres, l'effet resta nul.

Sur les 712 revaccinations, 312 furent suivies d'un succès complet.

85 d'un résultat douteux.

« En résumé, dit M. Henri Gintrac, dans cette épidémie, » la variole n'a pas frappé indistinctement et au hasard; elle » a généralement attaqué les anciens vaccinés et respecté les » nouveaux. »

Puis il ajoute :

« Si elle a montré que la vaccine n'est pas absolument » préservatrice, elle a montré du moins qu'elle exerce une » influence salutaire sur l'issue de la variole, en abrégeant » sa durée, en diminuant sa gravité. »

Voilà donc un nouvel exemple de revaccinations pratiquées d'une manière générale en pleine épidémie, qui en arrête d'emblée les ravages, qui en éteint le développement.

Je crois devoir insister d'autant plus sur ce fait saisissant et de nature à apporter la conviction dans tous les esprits, qu'il est encore des médecins qui conseillent de ne pas vacciner en temps d'épidémie. On comprend combien une pareille opinion, exprimée avec une certaine autorité au moment du danger, doit nuire à la vulgarisation de la prophylaxie vaccinale.

C'est à la fin de 1861 qu'éclate la troisième épidémie variolique, dont on doit l'historique très intéressant à M. le Dr Charles Dubreuilh.

Le 14 novembre, un nommé John Quinef, matelot à bord du navire anglais la *Canadiane-Keif,* entre à l'hôpital dans la salle des varioleux qui, à cette époque, ne dépendait plus de mon service. Il était atteint d'une variole confluente. Peu de jours après, un matelot provenant du même bord est admis dans la même salle, étant également atteint d'une variole confluente à laquelle il succombe.

La variole ne se montrant plus à l'hôpital depuis longtemps, avait-on oublié les ravages qu'elle y avait occasionnés, et s'était-on relâché des prescriptions réglementaires que j'avais contribué à faire adopter? Je n'oserais l'affirmer, mais tout porte à le croire ; car ces deux malades ne tardèrent pas à être suivis de huit autres, au nombre desquels, un ouvrier menuisier qui travaillait dans une galerie voisine, et plusieurs femmes employées à la buanderie, qui, pour aller étendre le linge, passaient journellement devant le service des varioleux. Ce fut là le début d'une épidémie qui ne tarda pas à se répandre dans la ville, et à se propager même dans presque tout le département.

Elle dura pendant près de trois années, sévissant tantôt sur un point, tantôt sur un autre, mais toujours importée par des individus qui en avaient contracté le germe à Bordeaux, et le plus souvent à l'hôpital Saint-André ; ce qui eût été impossible si les conditions d'isolement étaient restées les mêmes qu'au début.

Le chiffre des admissions à l'hôpital Saint-André, pendant

l'année 1862, fut de 169 varioleux, sur lesquels 18 décès.

A l'hospice des Enfants, dont la population oscille entre 300 et 350 personnes, 65 sujets furent atteints de varioles ou varioloïdes plus ou moins bénignes; il n'y eut qu'un seul cas de mort chez un adulte *non vacciné*.

Le mode d'importation de la variole dans cette maison est à la fois trop intéressant et trop rare pour ne pas vous être signalé.

« Une femme mourut de la variole à l'hôpital Saint-
» André; elle venait d'accoucher, et son enfant mourut lui-
» même de la même maladie. L'interne de l'hospice des
» Enfants, ayant fait la nécropsie de ce dernier, se piqua l'in-
» dex de la main gauche; une pustule variolique se déve-
» loppa sur le lieu même de la plaie; une varioloïde
» légère s'en suivit. Le malade fut soigné par un infirmier
» qui fut atteint à son tour, et la variole ne tarda pas à faire
» invasion dans le quartier des garçons, où plusieurs furent
» atteints presque en même temps. »

A l'hôpital de la Maternité, un seul cas de varioloïde.

A l'hôpital Militaire 43 varioles ou varioloïdes, — un seul mort. Sur les 43 malades, 40 provenaient de la caserne Saint-Raphaël qui avoisine l'hôpital Saint-André.

Une caserne à côté d'un service de varioleux.... je vous le demande, Messieurs, est-ce admissible? et pourtant cet état de choses dure encore, et nous aurons à vous en faire cons-tater plus tard les tristes conséquences.

On comprend que le chiffre total des individus atteints de variole dans la ville de Bordeaux n'ait pu être obtenu d'une manière complète; mais il était facile d'avoir exactement celui des décès : — ils ont été de 109, dont le plus grand nombre appartenait au quartier sud de la ville où l'épi-démie a paru se concentrer, et où elle a surtout sévi avec une assez grande intensité, pendant les mois d'août,

de septembre, d'octobre, de novembre et de décembre.
Sur ces 109 décès, dit le Dr Dubreuilh, il n'y avait que
7 vaccinés. — Si ce chiffre est authentique, si cette consta-
tation a pu être faite d'une manière tant soit peu précise,
c'est certainement un argument d'une grande puissance en
faveur de la vaccine.

Plusieurs cas de variole se compliquèrent, paraît-il, de
purpura hemorragica, tous furent mortels.

A la même époque, la variole se manifestait à Pessac et à
La Teste, deux communes de l'arrondissement de Bordeaux.
A Saint-Paul près Blaye, à Toulène, à Fargues, à Langon et
à Preignac, arrondissement de Bazas; — à Soussac et à
Pellegrue dans l'arrondissement de la Réole, enfin dans deux
petites communes de l'arrondissement de Libourne.

Cette épidémie a prouvé une fois de plus :

1° Que le nombre des personnes atteintes par la variole
est relativement très restreint, si on le compare à ce qui se
passait autrefois;

2° Que la presque totalité des individus vaccinés a été
épargnée.

3° Que partout où l'épidémie s'est montrée, les vaccinations et revaccinations pratiquées sur une large échelle en
ont facilement enrayé la marche.

Dès le début de l'épidémie, en effet, M. le préfet de la
Gironde, informé par le Maire de Bordeaux de ce qui se passait à l'hôpital et dans le quartier sud de la ville, s'empressa,
de concert avec le Conseil d'hygiène, de prendre les mesures
nécessaires pour s'opposer à l'aggravation du mal.

Tous les bureaux de charité furent largement pourvus de
plaques et de tubes de virus vaccin. Des vaccinations publiques et gratuites avaient lieu deux fois par semaine dans la
salle de l'Académie, par la société de Médecine et par le médecin vaccinateur; elles s'élevèrent à près de 5,000 dans

l'espace de quelques mois, sans compter celles que les médecins et les sages-femmes pratiquaient chez eux à jour fixe sur l'invitation de l'administration. Tous les employés du chemin de fer qui habitaient les quartiers les plus maltraités furent revaccinés par les soins du médecin en chef le Dr Soulé; enfin, 450 plaques et 140 tubes furent remis ou envoyés à 230 médecins et à 48 sages-femmes de Bordeaux ou des communes visitées par le fléau.

Nous arrivons maintenant, Messieurs, à l'épidémie actuelle, dont je n'ai pas à vous faire l'historique pour deux motifs :

Le premier, c'est qu'elle n'est pas à son terme, et que de tels comptes-rendus ne présentent une certaine utilité qu'à la condition d'une étude d'ensemble, qui ne peut être faite en ce moment.

Le second, c'est que cette mission, quand l'heure sera venue, incombe naturellement au médecin des épidémies, qui, à tous égards, et surtout en sa qualité de médecin des hôpitaux, s'en acquittera beaucoup mieux que je ne pourrais le faire.

Vous me permettrez, cependant, d'attirer votre attention sur certaines particularités qui ont déjà signalé cette épidémie, et d'établir quelques rapprochements avec les précédentes, dont je ne vous ai entretenus, sous peine de prolonger cette lecture, que dans l'espoir d'arriver à des déductions pratiques qui pourraient bien ne pas être sans intérêt.

C'est le 1er novembre 1869 qu'un premier malade atteint de variole s'est présenté à l'hôpital Saint-André, venant du quartier Saint-Nicolas. Depuis cette époque jusqu'à ce jour, c'est à dire pendant quatre mois et demi, il y a eu à l'hôpital 142 varioleux, sur lesquels 37 décès. La population du service des varioleux, au 17 avril, était de 71; elle est aujourd'hui de 106, m'a dit notre excellent confrère M. le Dr Dudon, chef interne, à l'obligeance duquel je dois ces renseignements.

Sur ces 142 malades, 107 étaient vaccinés : 15 décès; — 35 ne l'étaient pas : 22 décès. — Cette proportion d'un septième pour les vaccinés, de la moitié plus un septième pour les non vaccinés, est d'autant plus éloquente en faveur de la cause vaccinale, que vous avez vu le même fait se produire dans les épidémies précédentes.

Le dangereux voisinage de l'hôpital et de la caserne Saint-Raphaël ne devait pas tarder, absolument comme en 1862, à devenir pour notre garnison une source de contagion.

Le 11 novembre, un premier malade atteint de varioloïde est admis à l'hôpital Militaire venant de cette caserne. Jusqu'à ce jour, 68 cas, dont 16 varioles plus ou moins graves, sur lesquelles 3 décès (¹).

« A l'Hospice des Enfants, l'épidémie a débuté à la fin de
» décembre. Un jeune commissionnaire de dix-huit ans avait
» été promener dans l'hôpital, que nous retrouvons encore
» et toujours comme point de départ de l'épidémie. Il est pris
» de variole confluente, et guérit; mais il avait porté le
» germe de l'infection, et, de ce jour, la variole avait élu
» domicile dans l'hospice. 17 garçons de plus de douze ans,
» dont 11 vaccinés et 6 non vaccinés, 5 enfants de moins de
» huit ans, non vaccinés, 1 enfant à la mamelle, ont été
» atteints. La première catégorie a donné 1 mort, la deuxième
» en a également donné 1; 6 nourrices ont toutes été grave-
» ment atteintes. Du côté des filles, 8 malades âgées d'au
» moins seize ans, dont 2 non vaccinées; sur ce nombre,
» 2 morts. En tout : 37 malades et 4 morts. »

(¹) Je remercie notre honorable vice-président, M. le Dr Larivière, de la parfaite obligeance avec laquelle il a bien voulu me transmettre ces renseignements.

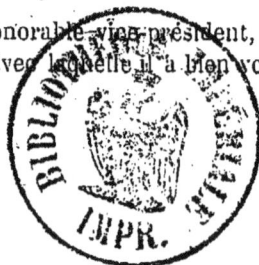

M. le Dr Labat, à qui j'emprunte ces détails ([1]), fait remarquer que la population entière de l'hospice, en l'absence de toute mesure d'isolement, a été plus ou moins exposée aux miasmes virulents. Malgré cela, à part une seule exception, et encore, dans ce cas, l'éruption a-t-elle été des plus bénignes, pas un seul enfant, parmi ceux qui avaient été vaccinés dans leurs premières années, n'a été atteint de la fièvre éruptive avant l'âge de douze ans. Il en conclut, avec juste raison, que la durée de l'immunité vaccinale peut au moins être portée à douze années. Mais à cette réflexion de notre cher et honoré collègue, vous me permettrez, Messieurs, d'en ajouter une autre : c'est qu'il est incroyable que, dans un hospice d'enfants, au moment où une épidémie éclate dans une ville, on puisse trouver 14 individus qui n'aient pas encore été vaccinés !

La Miséricorde, par son voisinage et par ses rapports incessants avec l'hôpital, devait subir le même sort. Pendant deux mois, du 5 janvier au 10 ou 12 mars, après d'inutiles efforts d'isolement, j'y ai observé 25 cas de varioles ou varioloïdes, dont 5 très graves, 6 ou 7 de moyenne intensité; toutes les autres légères; il n'y a pas eu de décès.

Au Collége, aux Dames de la Foi, aux Dames des Lorettes, au Sacré-Cœur et dans les maisons d'éducation, même les plus voisines de l'hôpital, il ne s'est pas manifesté un seul cas de variole.

C'est un fait important, sur lequel je crois devoir particulièrement fixer l'attention de la Société, car je ne sais rien de plus probant en faveur de la vaccine que cette immunité presque générale, et déjà observée dans les épidémies de 1848, de 53, de 62, des sujets qui, par leur âge, sont encore sous l'influence de son action préservatrice.

([1]) *Journal de Médeçine de Bordeaux*, mars 1870.

Jusqu'à ces derniers temps, l'épidémie de 1870 est restée circonscrite dans l'hôpital Saint-André et dans quelques autres établissements, dont le personnel avait avec l'hôpital des rapports de voisinage ou d'affaires.

En ville, on n'observait que quelques cas isolés, et plus particulièrement dans les environs de l'hôpital. C'est, du moins, ce qui résultait des communications faites par nos confrères, soit au sein de notre Société, soit à la Société impériale de Médecine, où chaque membre est appelé, le premier lundi de chaque mois, à faire part de ses observations sur les maladies régnantes.

Depuis quelques jours, paraît-il, l'épidémie envahit le sud de la ville, se répand dans les arrondissements où elle fit des ravages en 48, en 62, et menace de se propager.

Quand il s'agissait du choléra, on accusait l'insalubrité de ces quartiers... Aujourd'hui, on ne peut s'en prendre qu'à la misère de leurs habitants. La misère! qui est la cause prédisposante de toutes les maladies, et qui devient ici la cause efficiente de la contagion, par l'incurie, l'ignorance ou les préjugés, qui éloignent les pauvres de la pratique vaccinale. De cette circonstance presque fatale, puisqu'on l'observe dans toutes les épidémies, il faut tirer deux enseignements : le premier, c'est qu'il se forme toujours des foyers épidémiques là où sont réunis en grand nombre les non-vaccinés; le second, c'est qu'il n'est pas sans danger d'égarer l'opinion publique sur une question aussi grave que celle de la vaccine.

Il nous serait impossible, vous le comprenez, Messieurs, de porter à votre connaissance le nombre des personnes qui ont été atteintes par la variole dans notre cité depuis le commencement de l'épidémie; mais, comme les registres des décès indiquent exactement le chiffre des morts, nous pouvons affirmer l'exactitude des- renseignements ci-après, que nous devons à l'extrême complaisance de notre excellent confrère le docteur Méran. Depuis le 22 décembre jusqu'au 11 avril inclusivement, la mortalité due à la variole se décompose de la manière suivante : enfants âgés de moins de quinze ans, pour la plupart non vaccinés, 27 en ville, 2 à la Maternité, total 29 ; enfants âgés de plus de quinze ans et adultes, 49 en ville, 38 à l'hôpital, 3 à l'hôpital Militaire, 4 à l'hospice des Enfants, total 94 ; en tout 123.

Il serait certainement très intéressant, je devrais dire très essentiel, de connaître, au moins pour les personnes qui ont succombé à la variole, quelle est la proportion exacte des non vaccinés. Je la crois considérable, parce que je serais disposé à ranger dans la catégorie des non vaccinés ceux, et ils sont nombreux, sur le vaccin primitif desquels on ne possède pas de renseignements authentiques ; mais on comprend combien cette statistique serait difficile, si tant il est vrai qu'elle fût possible.

On a dit, j'entends même répéter chaque jour, que la forme hémorrhagique est très fréquente dans l'épidémie actuelle. Je n'ai pas eu occasion de voir un assez grand nombre de varioleux pour oser me prononcer à cet égard ; mais chez les 25 malades de la Miséricorde, ainsi que dans les 5 cas pour lesquels j'ai été appelé en consultation par des confrères, je n'ai vu qu'une seule fois se produire la forme hémorrhagique. C'était chez un diabétique dont la mort fut très rapide. Les complications les plus ordinaires paraissent avoir été jusqu'à ce jour : la méningite, la pneumonie et la résorption purulente, avec le triste cortége des accidents qui la caractérisent.

Je crois devoir m'abstenir de toute appréciation sur l'insuffisance probable des conditions d'isolement à l'hôpital Saint-André dans le début de l'épidémie. Ce sont des questions qu'on ne saurait juger à distance; mais quand je songe aux services que je lui ai vu rendre, ainsi qu'à ce qui vient de se passer à la prison départementale, où, sous l'influence de l'isolement le plus sévère, une épidémie menaçante a pu être réduite au chiffre relativement minime de 3 hommes et de 9 femmes sur un personnel de 360 individus, je ne crains pas d'affirmer que l'isolement est la véritable ancre de salut en fait de maladies contagieuses, et que la création d'un hôpital qui leur serait exclusivement attribué serait certainement un des plus grands services qu'on pût rendre à notre cité.

Dans une de ses dernières réunions, la Commission médico-chirurgicale de l'hôpital Saint-André crut devoir appeler l'attention de l'Administration sur les progrès croissants de l'épidémie, et sur la nécessité d'instituer un grand service de vaccination, s'adressant à la fois aux malades de l'hôpital qui servent d'aliment incessant à la contagion, ainsi qu'aux habitants de la ville de Bordeaux qui chaque jour en sont de plus en plus menacés.

Une Commission de quatre membres fut nommée pour la réalisation de cet excellent projet. Peut-être y a-t-il lieu de regretter qu'on n'ait pas songé à compléter cette Commission, en lui adjoignant les deux médecins des hôpitaux, qui, par leur position officielle et tout à fait spéciale, étaient naturellement appelés à en faire partie dans la circonstance dont il s'agit.

Je veux parler de nos honorables confrères, le médecin vaccinateur et le médecin des épidémies.

L'un aurait pu donner des renseignements extrêmement utiles sur l'organisation du service de vaccine dans la Gironde, et sur l'application qui en fut faite d'une manière si heureuse à l'épidémie de 1862.

L'autre aurait initié la Commission aux diverses phases

locales, par lesquelles a déjà passé la question du vaccin animal.

Il aurait raconté, qu'ayant à se prononcer sur un vœu du conseil d'arrondissement, le Conseil général avait demandé que le Conseil d'hygiène et de salubrité publique fût consulté sur la question de savoir s'il était nécessaire d'organiser à Bordeaux un service de vaccine animale; et la Commission, ne fût-ce qu'à titre de renseignement, aurait pu prendre connaissance du remarquable rapport fait par M. le médecin des épidémies lui-même sur cette grave question.

Je vous demande la permission, Messieurs, de vous en lire seulement les considérants et les conclusions, pour vous prouver que ce sujet a déjà été étudié parmi nous avec toute l'attention et tout le sérieux qu'il mérite.

En résumé, dit M. le Dr Henri Gintrac, votre Commission, considérant :

1° Que la vaccine animale n'a pas affirmé sa supériorité sur la vaccine humaine d'une manière suffisamment éclatante, par des expériences assez nombreuses et assez prouvantes ;

2° Que la vaccine humaine, malgré ses détracteurs, continue à rendre, dans l'intérêt de la santé des populations, d'immenses et incontestables services ;

3° Que des expérimentations relatives à la vaccine animale s'effectuent actuellement, et qu'il n'est pas possible de se prononcer encore d'une manière définitive sur l'efficacité de cette méthode;

Pense qu'il y a lieu de différer à Bordeaux l'installation d'un service de vaccination animale.

Qu'a fait la Commission, dépourvue qu'elle était de ces précieux renseignements?

Elle s'est dit :

Nous sommes en présence d'une épidémie de variole

qui menace de se répandre dans la ville. — Le vaccin manque à Bordeaux; — il faut aller chercher du cow-pox à Paris. — Puis elle s'est rendue auprès de l'honorable magistrat qui est à la tête de notre cité. L'adoption du vaccin animal a été décrétée d'office, et peu de jours après la génisse vaccinifère faisait son entrée dans nos murs.

Vainement j'ai cherché le rapport dans lequel cette question si importante aurait dû être traitée dans tous ses détails et sous toutes ses phases.

Il paraît que ce rapport n'a été adressé ni à l'administration des hospices, ni à l'administration municipale, ni à M. le Maire de Bordeaux, et que la décision prise a été la conséquence d'une simple communication verbale.

J'en demande pardon à mes honorables confrères, mais il me paraît difficile de traiter moins sérieusement une question aussi sérieuse que celle de l'organisation, en temps d'épidémie, de mesures prophylactiques qui ne s'adressent pas seulement à la ville, mais au département, car il pourrait bien se faire que les barrières de notre cité ne fussent pas celles de la contagion.

Le vaccin manque à Bordeaux, dites-vous, eh bien ! savez-vous ce que je faisais au moment où vous preniez cette assertion pour point de départ de votre système prophylactique? je vaccinais ce jour-là même deux beaux enfants, avec un tube que je devais à l'obligeance de M. le Médecin vaccinateur, et j'obtenais 12 belles pustules de virus jennérien, à l'aide desquelles, huit jours après, je pus pratiquer plus de 80 revaccinations et vacciner deux nouveaux enfants qui me donnèrent encore 12 pustules pour la semaine suivante.

Ainsi donc, à l'instant même où par une déclaration officielle la source vaccinale semblait tarie dans notre ville, j'ai pu, par une série de vaccinations de semaine en semaine, avoir à ma disposition 22 enfants vaccinifères, à l'aide desquels ont été vaccinés ou revaccinés 463 individus, sur lesquels :

28 premières vaccinations, 28 bons résultats.

Quant aux 435 revaccinations, elles se décomposent de la manière suivante :

Pustules de vrai vaccin, 126. — Toutes observées chez des adultes de vingt à cinquante-cinq ans, et d'autant mieux réussies, que les sujets étaient plus avancés en âge.

Pustules douteuses, 106, chez des personnes de divers âges.

Résultats nuls, 32. — Presque tous chez des enfants de 10 à 16 ans.

Sans renseignements, 199. — Total : 463

Cette proportion de résultats favorables qui est à peu près de moitié, puisqu'elle ne peut porter que sur les résultats connus, dépasse de beaucoup les moyennes obtenues en temps ordinaire par les vaccinateurs qui nous soumettent annuellement leurs tableaux de revaccinations.

On aurait presque le droit de se demander si l'influence épidémique n'est pas pour quelque chose dans la réussite infiniment plus grande des vaccinations actuelles : telle n'est pas l'explication qui me semble devoir être donnée à cette différence dans les résultats.

Elle me paraît tenir bien plutôt à ce qu'en temps ordinaire les revaccinations sont généralement dues à la sollicitude maternelle, et qu'elles portent plus spécialement sur des sujets de 15 à 20 ans. En temps d'épidémie, au contraire, elles sont dues à la frayeur de la contagion, et sont pratiquées pour la plupart sur des sujets qui, beaucoup plus avancés en âge, ont dépassé par cela même les limites de l'immunité qu'ils devaient à une première vaccination.

Supposons maintenant aux quatre membres de la Commission une pensée identique à la mienne, et nous arrivons

áu chiffre de 66 vaccinifères, à l'aide desquels des vaccinations sur une très large échelle auraient pu être immédiatement organisées, tant à l'hôpital que dans la ville.

Supposons, en outre, que, l'administration municipale ou
départementale venant en aide, une circulaire eût été adressée
à tous les médecins et à toutes les sages-femmes de Bordeaux,
pour les prier d'instituer des vaccinations hebdomadaires à
domicile; que des vaccinations publiques eussent été organisées comme en 1862; croyez-vous que, dans ces conditions,
on aurait pu dire que le vaccin manquait à Bordeaux? Non,
Messieurs, ce n'est jamais en vain, surtout en temps d'épidémie, qu'on fait appel au corps médical !

La Commission a préféré, suivant, à cet égard, les erre-
ments de la capitale, faire l'essai du vaccin animal, qu'elle
tenait peut-être à réhabiliter, en le faisant servir à de bonnes
œuvres, de l'exploitation regrettable dont il est encore l'objet;
avant-hier, en effet, je recevais par la poste une lettre
de M. le Dr Lanoy, m'offrant du vaccin de génisse à 2 fr.
la plaque, et, quelques jours avant, un autre industriel mettait
à ma disposition du vaccin de génisse à 2 fr., et du vaccin
humain à 1 fr. la plaque.... Ce dernier, par sa rareté
actuelle, ne devrait pourtant pas être offert au rabais !

Singulière époque que la nôtre, il faut en convenir, Messieurs, où les découvertes les plus respectables et les plus
utiles à l'humanité, subissant la loi commune, rentrent
fatalement dans le domaine de la réclame et de la spécu-
lation !!

Je sais qu'on reproche au Conseil d'hygiène son silence et
son abstention; mais chacun de vous peut se souvenir qu'ici
même, dans une de nos dernières séances, il fut affirmé par
tous les membres présents que la frayeur était exagérée, qu'il
ne s'était agi jusqu'à ce moment que d'une épidémie d'hôpital,
et que les cas observés en ville étaient relativement peu
nombreux. Or, je me demande si, dans ces conditions, le

Conseil eût été bien venu d'intervenir d'office et de proposer l'application de mesures générales pour une épidémie qui semblait devoir être justiciable d'un isolement plus complet, ou tout au moins plus sévèrement exécuté.

L'administration sait, du reste, que le Conseil ne lui a jamais fait défaut dans les circonstances où elle a cru devoir faire appel à son dévouement!

Depuis ce moment, l'épidémie, qui a pris à l'hôpital des proportions tellement sérieuses que le service spécial ne suffit plus, s'est manifestée avec une certaine intensité sur divers points de la ville, mais plus particulièrement dans les paroisses Sainte-Eulalie, Saint-Nicolas, Saint-Michel, Sainte-Croix.

Dès lors, l'intervention du Conseil devenait urgente, et voici quelles sont les propositions qu'il a cru devoir soumettre à M. le Préfet :

1° Écrire immédiatement une lettre à la Société impériale de Médecine, à la Société Médicale d'Émulation et à la Société Médico-Chirurgicale, pour les engager à organiser des vaccinations hebdomadaires;

2° Engager M. le Maire de Bordeaux à organiser d'urgence, une fois par semaine, dans les neuf maisons de secours, une vaccination gratuite;

3° Faire instituer, par le médecin vaccinateur du département, une vaccination gratuite chaque semaine dans un local déterminé, et l'inviter à établir des dépôts de virus jennérien dans tous les établissements hospitaliers et dans les neuf maisons de secours;

4° Faire connaître, par la voie des journaux et par une affiche sur chaque local, les jours et heures des vaccinations;

5° Adresser une circulaire à tous les médecins et à toutes les sages-femmes du département, dans laquelle on les engagerait à instituer, dans leur maison, une vaccination hebdomadaire *gratuite;*

6° Inviter l'administration des hospices à prendre des mesures, dans le plus bref délai possible, pour que le service des varioleux soit placé en dehors de l'hôpital, dans des conditions d'isolement *absolu*.

Si ces propositions sont favorablement accueillies, la prophylaxie vaccinale sera certainement organisée sur une assez large échelle pour qu'on puisse concevoir l'espérance d'arrêter à bref délai l'épidémie qui sévit sur notre ville, et qui menace peut-être d'envahir le département tout entier.

Mais deux questions importantes viennent immédiatement se dresser devant nous :

1° De quel vaccin devra-t-on se servir?

2° Les reproches adressés à la vaccine et les préjugés dont elle est l'objet, n'empêcheront-ils pas les populations de profiter des moyens de préservation qui leur seront si libéralement offerts?

Dans votre esprit, Messieurs, comme dans celui de tout le monde, à l'heure actuelle, la *syphilis vaccinale* et le *vaccin animal* sont évidemment deux questions connexes.

Si la syphilis vaccinale est une réalité, l'hésitation n'est plus permise, il faut renoncer au vaccin humain.

Eh bien! non, je ne crois pas que la question puisse être posée en ces termes; et pour ma part, comme je ne me sens pas la moindre velléité de revenir sur un sujet qui a été, parmi les membres de l'Académie de médecine, l'objet des luttes les plus vives et les plus brillantes, je veux bien considérer comme authentiques, les faits recueillis à Auray (Morbihan), à Figeac (Lot), à Roshein (Bas-Rhin), bien qu'ils soient mis en doute par des médecins très recommandables; mais je n'hésite pas à prétendre qu'ils sont relativement si rares, si exceptionnels, et j'en prends à témoin les 120,000 vaccinations ou revaccinations opérées dans la Gironde depuis l'institution du concours, que le danger qu'il y a à discréditer la vaccine, par l'exhibition incessante du fantôme syphilitique, est dix millions de fois plus grand que les chances d'inoculation spécifique.

Peut-être pensez-vous aussi que je vais m'inscrire en faux contre les résultats heureux que vous prétendez obtenir de l'inoculation du vaccin animal?... Loin de là, je m'en réjouis pour vos vaccinés, et j'attends patiemment le résultat de la grande enquête qui se fait actuellement dans presque toute la France, mais ce n'est là qu'un côté de la question.

Il s'agit de savoir si le terrain animal est aussi favorable à la conservation du virus que le terrain humain, et si la préservation est aussi complète par l'un que par l'autre.

Je crains fort, je vous l'avoue, que cette double question ne reste longtemps encore sans solution, et je me demande si j'oserais, surtout en présence de l'épidémie, présenter à mes concitoyens comme une ancre de salut, un virus qui a pu inspirer à l'un des promoteurs de la vaccine animale dans notre ville cette phrase empreinte d'une tristesse professionnelle qui n'est que trop justifiée par l'expérience de chaque jour :

« La vaccine ainsi produite donnera-t-elle d'aussi bons » résultats que la vaccine jennérienne? *Personne ne pour-* » *rait l'affirmer*, mais au moins, les pères rachitiques ne » pourront pas accuser de la sorte les médecins d'avoir rendu » leurs enfants scrofuleux en les vaccinant. »

C'est chose jugée, nous dira-t-on ; il y a déjà longtemps qu'en Italie et en Allemagne on ne vaccine pas autrement !

Ah ! Messieurs, que d'importations italiennes et allemandes je pourrais vous citer, auxquelles le sol de notre France n'a pas été favorable !

Mais cette innovation dans le mode de transmission vaccinale aura du moins eu pour résultat de provoquer un grand nombre de vaccinations !

C'est de toute évidence, et croyez bien que je suis le premier à m'en féliciter !... Prenez-y garde, cependant, pour peu que la mode s'en mêle, vous arriverez facilement à d'assez gros chiffres...; mais défiez-vous de cet affolement momentané, car vous savez tout aussi bien que moi que ce n'est pas le *vertige prophylactique* survenant dans un certain monde au moment du danger qui empêchera les populations d'être décimées par la variole!

Et les petites villes!... et les campagnes!... y créerez-vous aussi des étables vaccinogènes? A qui incomberont les frais de cette prophylaxie dispendieuse? Y trouverez-vous des médecins qui consentiront à se rendre au chef-lieu d'arrondissement ou de canton, pour inoculer aux populations empressées le virus préservateur?...

Non, ce n'est vraiment pas admissible, quand on songe aux efforts inouïs et souvent infructueux que les médecins et les sages-femmes sont obligés de faire pour la propagation de la vaccine dans la campagne!

La nécessité des revaccinations étant admise, et elle ne fait plus pour personne l'ombre d'un doute, il faut évidemment tâcher d'obtenir pour leur pratique des résultats analogues à ceux qu'avaient produits, en faveur de la première vaccination, de longues années d'une intervention à la fois officieuse et officielle, mais toujours patiente, persuasive et dévouée; il faudrait arriver, par exemple, à l'exigence du certificat de revaccination pour l'enseignement supérieur, ainsi que pour l'admission dans les écoles et les ateliers de l'État; à la revaccination obligatoire des soldats, des marins, des douaniers, des détenus; à la revaccination générale de tous les entrants dans les hôpitaux, voire même à la nécessité d'un certificat de revaccination pour l'admission dans les bureaux de secours.

Nous sommes peut-être bien loin de l'époque où ces mesures seraient applicables; mais, dans tous les cas, le moyen d'arriver bientôt à ces résultats pratiques, ce n'est ni d'égarer l'opinion, ni de semer le doute, ni d'inspirer la défiance!

C'est assez dire que, dans mon opinion, les tristes débats dont la vaccine est l'objet depuis quelques années auraient dû avoir lieu à huis clos; que je considère leur retentissement dans le monde entier, par les cent voix de la presse, comme une véritable calamité sociale; que toutes nos mesures prophylactiques viendront toujours échouer fatalement contre le discrédit dans lequel, par notre faute, tombe de jour en jour davantage la pratique vaccinale; et que je me demande si les épidémies varioliques qu'on observe plus fréquemment depuis quelques années, et qu'on se plaît à mettre sur le compte d'une prétendue dégénérescence du virus, ne sont pas bien plutôt le résultat de l'indifférence croissante que montrent les populations pour un moyen qui ne leur inspire plus la même sécurité !

. . . . , ...

. . . .

De ce qui précède, Messieurs, et particulièrement des observations faites pendant les épidémies varioliques de 1848, 53, 62 et 70, semblent se dégager les propositions suivantes, que j'ai l'honneur de soumettre à votre appréciation : .

1⁰ L'influence préservatrice de la vaccine est mise en évidence par un trop grand nombre de faits pour pouvoir être révoquée en doute.

2⁰ L'immunité vaccinale n'est pas absolue.

3⁰ La préservation *temporaire* a pour corollaire inévitable la nécessité des *revaccinations*.

4⁰ Il paraît nécessaire de se faire revacciner tous les dix ou douze ans.

5⁰ Les revaccinations, en temps d'épidémie variolique, sont indispensables au double point de vue de la préservation personnelle et de l'extinction du fléau.

6° La prédilection constante des épidémies varioliques pour les quartiers habités par la classe pauvre, prouve surabondamment que l'extension de la contagion a lieu en raison directe de la négligence prophylactique.

7° Les non vaccinés et ceux des vaccinés qui ont perdu le bénéfice de la première inoculation, ont une telle aptitude à contracter la variole, qu'ils contribuent incessamment à la propagation et à la perpétuité des épidémies.

8° L'isolement absolu des varioleux est le meilleur moyen d'empêcher la contagion. — Dans toutes les grandes villes, il devrait y avoir un hôpital spécial pour les maladies contagieuses.

9° La nécessité des revaccinations avait déjà porté une atteinte assez sérieuse à la confiance des populations dans la vaccine, sans qu'on la discréditât encore davantage à leurs yeux par des débats publics sur la *syphilis vaccinale*.

10° Même en admettant la possibilité de la transmission de la syphilis par la vaccine, cette transmission est si exceptionnelle et si rare qu'elle ne doit pas faire renoncer à l'emploi du virus jennérien.

11° On ne saurait se dissimuler que la génisse vaccinifère est une sorte de protestation vivante contre le vaccin humain, et qu'elle contribue à égarer l'opinion publique sur les services rendus par la vaccine.

12° La vaccine animale paraît devoir être d'une application très difficile dans les campagnes, tant à cause de l'éloignement des habitations que des frais considérables qu'exige l'entretien des étables *vaccinogènes*.

13° Il existe une grande différence entre l'expérimentation de la vaccine animale au point de vue scientifique, et son adoption *officielle* comme moyen prophylactique.

L'une a lieu sous la responsabilité du médecin qui en fait usage, l'autre semble exclure toute incertitude à l'endroit de ses propriétés préservatrices, ce qui, dans l'état actuel de la science, ne paraît pas être l'expression de la réalité.

14° L'organisation administrative de la vaccine est plus que jamais nécessaire pour en favoriser la propagation. Il serait à désirer que l'on pût arriver le plus tôt possible aux certificats de revaccination pour l'enseignement supérieur, pour les écoles et ateliers de l'État, même pour l'admission dans les bureaux de secours; que tous les malades des hôpitaux fussent revaccinés, et qu'on rendît la revaccination obligatoire pour les soldats, les marins, les douaniers, les détenus, etc....

15° L'administration doit user de tous les moyens dont elle peut disposer pour l'entretien du virus jennérien, qui, depuis 70 ans, a suffisamment fait ses preuves, et dont la propagation en France est élevée à la hauteur d'une institution d'utilité publique.

16° Rien ne prouve que le virus vaccin ait dégénéré et que ce soit la cause du plus grand nombre d'épidémies varioliques qu'on observe depuis quelques années. Ne pourrait-on pas en accuser l'*indifférence* croissante des populations pour la pratique vaccinale?

17° Ce n'est ni par l'affolement de la mode, ni par celui de la peur, qu'on arrivera à préserver les populations des atteintes meurtrières de la variole; c'est en s'abstenant de semer parmi elles l'inquiétude et le doute par d'incessantes attaques contre l'immortelle découverte de Jenner.

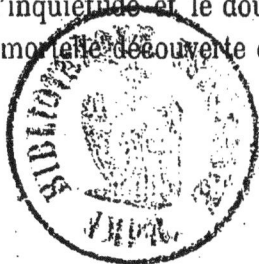

Bordeaux. Impr. G. GOUNOUILHOU, rue Guiraude, 11.